THÈSE

POUR

LE DOCTORAT EN MÉDECINE

PRÉSENTÉE ET SOUTENUE

A la Faculté de Médecine d'Iéna

PAR

ADOLPHE-BENESTOR LUNEL

MÉDECIN DE LA FACULTÉ DE PARIS

Membre de l'Académie Impériale des Sciences de Caen

Ancien Médecin commissionné par le Gouvernement français pour l'épidémie cholérique de 1854 ; ex-vice-Président de la classe des Sciences à l'Académie des Arts et Métiers, Industrie, Sciences et Belles-Lettres de Paris; ancien Secrétaire général de l'Athénée des Arts; membre honoraire et Secrétaire perpétuel de la Société des Sciences industrielles, de la Société des Sciences et des Arts, etc.; membre de la Société des Archivistes de France, de la Société Universelle des Sciences, des Lettres, des Beaux-Arts de Paris; membre de la Société de secours des Amis des Sciences, fondée par le baron Thénard; secrétaire général de l'Académie universelle des Arts et Manufactures ; membre correspondant de l'Académie royale de Chambéry, de la Société universelle de Londres pour l'encouragement des Arts et de l'Industrie, de la Société d'Emulation littéraire de Joigny, de la Société de l'Union des Arts de Nancy, etc., etc.

Lauréat de plusieurs Académies et Sociétés savantes.

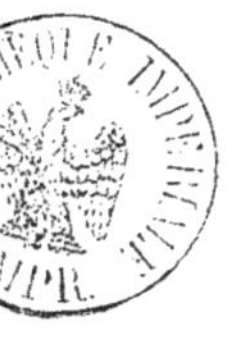

DU CHOLÉRA ÉPIDÉMIQUE

PARIS

TYPOGRAPHIE GAITTET

RUE GIT-LE-CŒUR, 7

1859

INTRODUCTION.

Tout homme est comptable envers la société du fruit de ses études et de son expérience. Le médecin, en temps d'épidémie surtout, a une dette sacrée à acquitter. Il ne lui suffit pas de voler, au péril de sa vie, vers le lieu du danger; il ne lui suffit pas d'engager une lutte corps à corps avec le fléau; le devoir lui commande encore l'obligation de faire connaître tous les faits qu'il a pu recueillir : telle est la noble mission du médecin, de cet homme qui doit rester calme et réfléchi lorsque tous sont agités, qui doit refouler au fond de son cœur les émotions qui l'animent pour rester maître de lui !

La publicité donnée aux faits observés est le complément essentiel de la médecine pratique. Sans elle, il n'y aurait que vague et incertitude : causes, nature, marche, symptômes, thérapeutique des épidémies, toutes ces sources fécondes d'analyse et de synthèse iraient pour jamais se plonger dans les ténèbres de l'inconnu!

Là, cependant, ne doivent point s'arrêter les investigations du médecin. Dans le but de rassurer et de préserver pour l'avenir les populations alarmées, il doit étudier la constitution géologique du pays décimé par le fléau, sa position topographique, ses causes d'insalubrité, etc., et, dans un rapport détaillé, soumis à l'autorité compétente, faire un appel fraternel aux hommes de cœur et d'intelligence, pour que ses conseils soient pris en sérieuse considération, afin que, le danger passé, des commissions s'occupent activement de favoriser l'entier accomplissement des exigences de l'hygiène publique.

C'est ainsi que les médecins commissionnés par les gouvernements pour rendre d'utiles services dans les communes atteintes d'épidémie doivent justifier la haute faveur dont ils sont l'objet.

B. L.

DU CHOLÉRA ÉPIDÉMIQUE.

I.

HISTORIQUE.

Sous la dénomination assez impropre de *Choléra*, on désigne une maladie endémique dans l'Inde depuis des siècles, et qui, devenue épidémique en 1781, n'a cessé d'étendre ses ravages.

Lorsqu'on veut comparer la maladie redoutable désignée de nos jours sous le nom de *choléra épidémique*, avec la description donnée par les médecins de l'antiquité, de l'affection qu'ils ont appelée *choléré* (Hippocrate), on reste bientôt convaincu qu'il n'existe aucune analogie entre ces deux affections. Selon quelques auteurs, on arriverait à un résultat tout différent, en consultant les Livres saints des Hébreux et les monuments écrits des peuples de l'Asie orientale. Quoi qu'il en soit, ce n'est qu'au XVIIe et au XVIIIe siècle que des médecins européens, établis dans l'Inde ou dans les pays limithropes, publièrent les premières relations du choléra dont nous n'avons eu que trop d'occasion de vérifier l'exactitude (1).

En 1781, un corps d'armée de cinq mille hommes, campé à Ganjain (côte de Coromandel), est frappé soudainement par le choléra épidémique, qui lui enlève en quelques jours trois mille soldats. En 1782, Madras est envahie par le fléau. L'année suivante, Hurdovar perd vingt mille pèlerins de l'épidémie : de cette époque à 1815, une grande partie de l'Inde essuya la violence du fléau, que les Musulmans appelèrent *mordechim* (mort d'entrailles).

Parti de Jessore (1817) située dans le Delta du Gange, où il frappa de mort en quelques semaines six mille habitants, le choléra s'étend dans trois directions différentes :

(1) Les docteurs Bantius, Dellion, Thevenot, l'étudièrent surtout avec le plus grand soin.

1° Au *nord-ouest*, il remonte les deux rives du Gange, parcourt toutes les provinces nord-ouest de l'Hindoustan, traverse l'Hindous et gagne la Syrie et les frontières de Perse;

2° Au *sud-ouest*, il s'étend vers les contrées méridionales de l'Inde, éclate à Madras, sur la côte de Coromandel, à Ceylan, dans le royaume de Mysore, à Bombay; et, d'une part, marchant vers l'ouest, franchit la mer pour pénétrer en Arabie; de l'autre traverse l'Océan vers le sud, et arrive aux îles Maurice et Bourbon;

3° Enfin, au *sud-est*, l'empire Birman, la Cochinchine, le Tonkin, les îles de Penang, Java, Timor, les îles de la mer de la Chine, Malaca, Bornéo, les Célèbes, Bauda, Amboine, Ternate, les Philippines sont successivement envahis par ce fléau, qui, ensuite, se dirigeant du Tonkin vers le nord-ouest, parcourt l'empire chinois, la Mongolie, le Japon, et arrive jusqu'aux frontières de la Sibérie.

Ce fut en 1823 qu'il passa des provinces persanes dans les provinces asiatiques de la Russie, dans les gouvernements de la nouvelle Géorgie et du Caucase. Depuis cette époque jusqu'en 1830, il avait paru arrêté dans sa marche d'Asie en Europe; mais alors tous les gouvernements de la Russie orientale et méridionale en furent infectés. Au mois de décembre de cette même année, il avait envahi la nouvelle Géorgie, le Caucase, Astrakan, Saratoff, Penza, Ekateerinoslaf, Kharkof, le pays des Cosaques du Don, Kief, Oukraine, Novogorod, Wosnesenk, Simbirsk, Kasan, Nijni-Nowgorod, Kostroma, Jaroslaff, Walogda, Orenbourg, Tanbof, Worsnez, Moscou, Pultava, Twer, Pskof, Wladimir, Koursk, la Padolie et la Volhynie. Cette accélération subite dans les progrès de l'épidémie fut attribuée au mouvement des corps d'armée dans l'intérieur de la Russie, mouvement déterminé par la révolution de juillet 1830.

Pendant que le choléra exerçait ses ravages à Moscou, il se propageait aussi dans les provinces occidentales, suivant deux directions principales, l'une vers les frontières de l'Autriche et de la Pologne, l'autre vers le golfe de Finlande, la mer Baltique et les frontières de Prusse.

On a remarqué que des deux courants de l'épidémie celui qui s'avançait vers le sud-ouest avait toujours précédé l'autre de très-loin.

En effet, le choléra envahit dès le mois de janvier 1831 la Podolie et la Volhynie, sur les frontières de la Pologne et de la Gallicie autrichienne, et pénètre même dans cette province, tandis que le centre de la Pologne n'en est atteint qu'au mois d'avril suivant, la Prusse occidentale (Dantzick) et la Courlande vers la fin de mai, Saint-Pétersbourg le 26 juin, et la Finlande en juillet. C'est aussi en juin qu'il apparut à l'extrémité opposée, sur les rivages de la mer Noire, en Bessarabie, en Moldavie, dans la Valachie et la Bulgarie. Cette progression se rapporte parfaitement avec la marche des armées russes. Mais ce qu'on ne peut expliquer par la même cause, et qu'on attribue à tort sans doute à l'arrivée de barques qui avaient descendu la Düna, le choléra éclata le 1er juillet 1831 à Arkhangel, par le 64° 32' de latitude septentrionale, sur les bords de la mer Glaciale.

Pendant l'hiver de 1830 à 1831, l'épidémie, qui n'avait cessé de régner parmi les troupes russes, avait gagné les frontières de la Gallicie autrichienne et plusieurs endroits du gouvernement de Kamenetz en Podolie, et se trouvait déjà à quinze cents kilomètres de Saint-Pétersbourg. Au commencement d'avril, il sévissait sur les troupes polonaises, et le 27 il parut à Varsovie et s'étendit dans les campagnes et les villes voisines. A la fin de mai, il se signala dans cette ville par l'extrême violence de ses symptômes; mais il y fut encore moins funeste que dans d'autres lieux, et surtout à Lecryca, Kolo, Lukow, Opalow, Radom, Biala, où le nombre des morts fut considérable.

Dans le courant de juillet, Cracovie, située près des frontières de la Gallicie et de la Silésie, en ressentit les atteintes. Déjà dans le courant de mai, la régence de Dantzick avait signalé son apparition dans cette ville, et dans le même temps Lemberg, capitale de la Gallicie, était envahie. Ce ne fut qu'en juin que le fléau manifesta sa présence en Hongrie, où il s'introduisit par Marmarosch. Suivant le cours de la Theiss, il éclata à Tockai et Éperies, et successivement à Debretzin, Erlau, Pesth, Rude.

A la fin de juillet, il occupait Raab, situé sur la rive droite du Danube, à cent kilomètres de Vienne. Bientôt on apprit qu'il était à cinquante kilomètres de cette capitale, puis à Brusch et Rohran, qui n'en sont éloignés que de seize kilomètres. Enfin, du 13 au 14 septembre, il s'annonça dans cette ville en frappant quarante et un individus, dont dix-sept mortellement, et en peu d'instants; le 15 il y avait déjà cent trente-neuf malades et soixante-quatre morts. Bientôt les lieux avoisinant la capitale furent atteints ; mais au commencement d'octobre, après avoir éclaté à Wels, qui se trouve à cent kilomètres de Vienne, il disparut presque subitement de la haute Autriche.

Après avoir fait de très-grands ravages en mai et en juin dans la Moldavie, où l'on prétend qu'il eut un caractère tout particulier, le choléra envahit toute la Valachie. Bucharest, vers le milieu de juillet, vit le nombre des malades s'élever de huit à cinquante; peu de jours après on comptait quarante et cinquante morts par jour; à la fin de mai, il mourait journellement quatre à cinq cents personnes par jour! La ville, abandonnée d'un grand nombre d'habitants, devint bientôt un désert où l'on ne trouvait presque plus de vivants pour enterrer les morts! La maladie tuait en deux ou trois heures!

A peu près dans le même temps la Bulgarie, puis la Bessarabie éprouvèrent les effets de ce terrible fléau; à Odessa à peine sauvait-on un malade sur six. La durée de la maladie était en général de quelques heures.

Vers la fin d'octobre, le choléra éclate en Angleterre, à Sunderland, petite ville située sur les bords de la Wear ; et les premières victimes qu'il y frappe sont les habitants des rues les plus étroites et les plus voisines de la rivière. Bientôt Newcastle et les lieux voisins sont envahis; Edimbourg, Glascow et plusieurs autres villes d'Ecosse ne tardent pas à éprouver le même sort; enfin le 14 février, sa présence s'annonce à Londres par la mort de quelques individus de la cité, vivant dans la débauche et logés dans les lieux les plus malsains de la ville. . . . .

A la nouvelle du choléra en Angleterre, on dut craindre de voir bientôt quelqu'un de nos ports envahis par le fléau; il n'en fut rien ; et comme si cette maladie se faisait un jeu de détruire toutes les prévisions, au lieu de suivre la marche qu'on devait lui supposer, elle apparaît subitement au centre de la capitale. Le 26 mars 1832, Paris étant sous l'influence d'un vent de nord-est très-fort, puis de nord-ouest, d'une température assez basse pour la saison, d'un ciel nébuleux, d'une atmosphère chargée d'humidité, on y signala trois individus comme atteints du véritable choléra indien.

Ce furent aussi comme à Londres les rues étroites, voisines de la rivière et renfermant une population misérable qui fournirent les premiers cholériques, lesquels, à l'exception d'un seul, étaient de malheureux ouvriers ou des hommes intempérants.

Le premier cas eut lieu sur le bateau broyeur, placé sur la Seine, en face du quai de l'Horloge.

L'Espagne et l'Italie semblaient avoir été épargnées, mais, de 1832 à 1837, Lisbonne, Madrid, Gibraltar, le Piémont, Gênes, Florence, Naples et Rome payèrent leur tribut à l'épidémie.

Le choléra, dans son itinéraire lugubre, a été marqué par trois périodes distinctes :

1° Pour parcourir l'Inde, il mit deux années ;

2° Pour traverser la Perse jusqu'à la mer Caspienne, deux autres années ;

3° Pour envahir l'Europe centrale et occidentale, deux années encore.

Deux temps d'arrêt bien distincts aussi ont marqué son voyage vers l'Europe :

1° Les limites ouest de l'Indoustan l'ont arrêté une première fois ;

2° Les frontières orientales de l'Europe une seconde fois.

Il semble enfin que la maladie, avant d'arriver jusqu'à nous, ait suivi une route assez régulière de l'est à l'ouest (ce qui détruirait l'assertion si souvent émise que le choléra ne voyage que vers l'occident,) se partageant en trois courants principaux subdivisés en courants intermédiaires qui ont porté les larmes, le deuil et la mort dans les diverses régions appartenant au même bassin.

M. le docteur Ad. Langlebert a publié, en 1859, une planisphère où se trouve indiquée avec assez d'exactitude la marche du choléra depuis 1782 jusqu'en 1854.

II.

SYMPTOMATOLOGIE.

Le choléra est une maladie épidémique dont les symptômes les plus apparents consistent en vomissements et selles de matières aqueuses, blanchâtres; plus tard, quelquefois dès le début, suppression de la sécrétion urinaire, refroidissement de tout le corps, même de la langue, couleur violacée de la peau, dypsnée, amaigrissement rapide.

Nous parlerons plus loin de la nature de cette affection.

Après les nombreuses descriptions du choléra épidémique, publiées par les médecins qui l'ont observé, une exposition complète des symptômes de cette affection serait superflue ici.

Nous récapitulerons donc succinctement la marche générale de la maladie.

Nous dirons d'abord que la dénomination de *choléra* ne peut donner une idée juste de la nature de cette affection, puisque, de toutes les sécrétions, la bile est une de celles qui sont expressément suspendues dans la maladie. Le nom de *choléra asphyxiant* (Scott) ou d'*asphyxie pestilentielle*, serait préférable, car bien qu'il ne donne pas une idée vraie de la nature de la maladie, au moins présente-t-il à l'esprit l'une des circonstances graves qui l'accompagnent.

On peut distinguer quatre degrés ou *périodes* dans le choléra : l'*imminence*, le *choléra confirmé*, la *cyanose* et la *réaction*.

PREMIER DEGRÉ. *Imminence*. Bien que l'invasion du choléra soit quelquefois brusque, le plus souvent un malaise particulier, de la faiblesse, de la perte d'appétit, *rarement des douleurs de ventre*, enfin une diarrhée jaune, muqueuse, des sueurs, l'accélération et quelquefois la lenteur du pouls, constituent le premier degré de cette affection redoutable, degré auquel divers auteurs donnent le nom de *cholérine*. Ce premier degré est important à signaler, attendu que les secours de la médecine peuvent être ici le plus efficace. En effet, l'observation a démontré que, dans l'immense majorité des cas, le choléra vient, non pas d'une manière foudroyante, mais précédé d'une diarrhée qui dure plus ou moins de temps. L'expérience paraît aussi avoir prouvé qu'en combattant cette diarrhée, on prévient le plus souvent l'explosion de la maladie. C'est ce qu'a très-bien compris l'administration anglaise en établissant des visites domiciliaires de chaque jour pour poursuivre la diarrhée en temps d'épidémie.

DEUXIÈME DEGRÉ. Lorsque le choléra est confirmé, les symptômes acquièrent une affreuse intensité. Des vomissements et des selles, d'abord de matières séreuses, albumineuses, puis blanchâtres, ressemblant à une décoction d'eau de riz, se manifestent et se succèdent avec une rapidité effrayante pour le malade et pour les spectateurs. La soif devient vive ; le patient ne cesse de demander des boissons glacées ; le ventre est rétracté, peu sonore, quelquefois le siége de douleurs que la pression augmente. Les matières vomies sont d'une odeur fade, les selles fétides.

Le pouls, quoique souvent petit, faible, monte à 120, 130, 140 pulsations. La respiration est souvent anxieuse, difficile, quelquefois très-accélérée (grave). La percussion et l'auscultation ne font découvrir, en général, aucun trouble morbide. Chez la plupart des cholériques, il y a un affaiblissement assez marqué de la voix. Dans la troisième période de la maladie (cyanose), il y a, chez quelques-uns, aphonie complète.

Le facies est aminci, effilé ; les yeux vifs néanmoins, signe d'irritation cérébrale. Quelques-uns éprouvent des bourdonnements d'oreilles, de la céphalalgie, des vertiges ; d'autres des crampes douloureuses dans les mollets, les bras, les doigts même. C'est alors que le malade s'affaiblit considérablement, que son visage exprime l'anxiété, l'angoisse, la souffrance ; que ses yeux s'enfoncent dans leurs orbites ; qu'ils se bordent d'un cercle bleuâtre, noir. La langue est blanche, bleuâtre, pâteuse ; l'intelligence intacte. Enfin, si les accidents vont en augmentant, le corps se refroidit (1), la face se cyanose, ainsi que la pulpe des doigts et des orteils, surtout au pourtour des ongles. Quant à la peau de ces parties, elle est flasque, ridée, comme si elle avait séjourné quelque temps dans un bain chaud. Elle conserve assez bien le pli qu'on lui donne lorsqu'on la pince entre les doigts. Toutes les secrétions diminuent, s'arrêtent quelquefois complétement, et le malade entre alors en pleine cyanose.

TROISIÈME DEGRÉ. *Période algide, d'asphyxie.* Le refroidissement, qui a commencé par les pieds, les mains, le front, le nez, les oreilles, les lèvres, le menton, la pointe de la langue, gagne peu à peu le reste du corps. Alors les membres et la face se cyanosent complétement,

(1) Quoique la respiration paraisse se faire amplement et librement, la colonne d'air expirée devient froide par degrés. Des recherches eudiométriques ont prouvé que cette colonne d'air ne présente pas la moindre trace d'acide carbonique et que l'oxygène n'y a éprouvé aucune altération.

l'humeur aqueuse de l'œil se résorbe, la peau est froide, quoique souvent couverte d'une sueur visqueuse. Un thermomètre, que nous avons placé sous l'aisselle de plusieurs malades est descendu chez l'un à 10° 6/10; chez un autre il marquait 12°; chez un troisième 13° 0/10.

Les vomissements diminuent, mais les selles sont souvent involontaires; la voix est généralement éteinte, l'haleine très-froide, les battements du cœur presque nuls. La sensibilité tactile devient nulle aussi, tous les sens sont obtus. Chez deux malades, nous avons rencontré du délire; les autres sont morts lentement et quelquefois tout à coup!

QUATRIÈME DEGRÉ. *Réaction.* Quand l'issue de la maladie paraît être heureuse, l'état normal se rétablit peu à peu : les selles et les vomissements ne se manifestent qu'à de longs intervalles, les crampes sont médiocres, la température s'élève, les battements des artères s'accroissent, deviennent vifs; la peau se colore en rouge d'abord à la face, ensuite sur tout le corps; une sueur chaude se déclare; enfin une réaction fébrile change totalement la scène; mais souvent surviennent des congestions sanguines au cerveau, à la poitrine, et plusieurs convalescents ont succombé à la suite de ces inflammations que rien ne pouvait combattre avec succès.

Disons que les effets de la réaction se manifestent souvent sur l'estomac; de là cette douleur vive qu'accusent les malades, ces nausées, ces vomissements de matières de diverses couleurs, ces hoquets incessants. Dans d'autres cas, surtout chez les femmes et les vieillards, la réaction se porte vers les poumons; de là, toux violente, dyspnée considérable, fièvre, enfin tous les phénomènes morbides de l'engorgement pulmonaire hypostatique.

La convalescence du choléra est plus ou moins rapide. Si quelques malades reprennent promptement leurs forces, d'autres restent plus d'un mois, quelquefois même plusieurs années d'une faiblesse extrême. Chez les individus dont la débilité reste grande, on voit souvent les fonctions digestives irritées. Chez certains sujets, le système nerveux présidant à la locomotion est tellement frappé, qu'ils ne peuvent plus supporter de marches un peu prolongées; enfin, chez quelques autres, surviennent des paraplégies qui guérissent au bout d'un certain temps et sans médication.

III.

LÉSIONS ANATOMIQUES.

On a dit et répété partout que l'anatomie pathologique du choléra était ce qu'elle est en général dans les maladies épidémiques, c'est-à-dire muette sur la cause organique et sur le siége anatomique des principaux phénomènes de la maladie. Sans doute, dans les cas de choléra foudroyant, les produits morbides sont peu appréciables, mais dans un grand nombre de cas, il est facile de constater les lésions qui sont propres à la maladie, et les altérations consécutives aux symptômes initiaux.

Dans les autopsies cadavériques des sujets décédés du choléra, voici ce que nous avons constaté dans les hôpitaux :

1° Le sang qui se trouve dans les vaisseaux est généralement épais, poisseux, coagulé et noirâtre;

2° La tunique superficielle des intestins a une couleur rosée ;

3° La rate est petite et molle; quelquefois surchargée de sang ou plus ou moins complétement dépourvue de ce liquide (J. Delpech);

4° Le foie est souvent dans l'état ordinaire : la vésicule est remplie d'une bile noirâtre; dans d'autres cas, il est affaissé;

5° L'estomac présente des taches d'un rouge livide et des injections linéaires de même couleur. Ce viscère est souvent rempli d'un mucus épais d'un blanc jaunâtre, visqueux; la membrane villeuse se détache facilement; la muqueuse est parsemée de granulations saillantes, du volume d'un grain de chènevis, blanchâtres, dures, opaques, quelquefois ulcérées, formées par le gouflement des follicules de Brunner ;

6° La portion intérieure de l'intestin grêle contient une très-grande quantité de mucus épais, semblable à celui secrété par la muqueuse de l'estomac. Cette secrétion est souvent très-considérable ;

7° Il y a aussi injection partielle de l'intestin grêle, tuméfaction des cryptes dans une assez grande étendue, et quelques plaques d'un rouge plus ou moins foncé ;

8° Dans le gros intestin, on retrouve la matière blanchâtre, épaisse, visqueuse, qui, par places, a un aspect purulent ;

9° Vers la fin de l'intestin, cette matière ressemble à de la purée ;

10° La vessie contractée, légèrement injectée, offre également ce mucus blanchâtre qu'on retrouve aussi dans les fosses nasales et dans l'œsophage ;

11° Les poumons sont engorgés ;

12° Le cerveau est injecté et d'une consistance plus molle que dans l'état normal ;

13° La dure mère tient quelquefois au crâne par des vaisseaux gorgés de sang noir ;

14° La huitième paire est injectée dans son névrilème ;

15° Les nerfs pneumo-gastriques, quelquefois jusqu'au point du plexus pulmonaire, gonflés fortement, injectés dans leur névrilème. Le docteur Lizard les a trouvés d'un rouge éclatant sur l'œsophage ;

16° Les plexus semi-lunaires volumineux, injectés, rouges, infiltrés;

17° Les nerfs du plexus solaire gonflés, leur névrilème un peu infiltré :

18° Les plexus pulmonaire et cardiaque gonflés et injectés;

19° Les plexus rénaux plus gros.

Entrons dans quelques développements sur les altérations anatomiques spéciales au choléra. Ces altérations se rapportent :

1° A l'état anormal des plexus solaires et rénaux, des ganglions semi-lunaires et du nerf pneumo-gastrique;

2° A l'état noir et dense du sang ;

3° A la matière des sécrétions séreuses du canal digestif;

4° Aux lésions plus ou moins constantes du foie.

I.

ÉTAT ANORMAL DES PLEXUS SOLAIRES ET RÉNAUX, DES GANGLIONS SEMI-LUNAIRES ET DU NERF PNEUMO-GASTRIQUE.

Le résultat commun et ordinaire de l'autopsie consiste dans une altération remarquable des ganglions semi-lunaires. Ces organes plus volumineux et d'une texture moins dense que les nerfs des plexus voisins, conservent mieux les traces des altérations physiologiques qu'ils ont éprouvées; ils se montrent souvent gonflés, rouges, plus ou moins fortement injectés et quelquefois ramollis à un très-haut degré. L'injection qui les pénètre les colore en rouge, bien que, dans tout le reste du corps, *le système capillaire est injecté en noir*. Ce phénomène remarquable doit évidemment se rapporter à la sensation douloureuse éprouvée par les malades au début du choléra, et indiquer le siége précis qu'elle occupe.

Le plexus solaire est aussi dans un état anormal plus ou moins prononcé, mais toujours remarquable par le volume des nerfs qui le composent, par l'injection rouge de leur névrilème, et quelquefois même par le ramollissement des nerfs qui le forment. Ceux-ci se laissent rompre par la plus simple pression.

Ce plexus est formé alors par de larges bandes rougeâtres, et non par des filets d'un blanc grisâtre comme dans l'état normal. Dans quelques cas, le névrilème de ces bandes est infiltré, réfléchissant ainsi les rayons de la lumière, mais ne laissant écouler aucun liquide par une section ; cette infiltration est donc formée par une matière dense, par conséquent déposée à l'occasion d'un état inflammatoire.

Il en est quelquefois de même du nerf pneumo-gastrique ; sa partie inférieure semble gonflée et colorée en rouge, mais seulement par extension des altérations des nerfs voisins ; ce point paraît conserver seul des traces matérielles d'une affection qui, probablement, s'est étendue dans la longueur de ce nerf. Dans un cas cité par le docteur Delpech (*du Choléra en Angleterre et en Ecosse*), le plexus pneumo-cardiaque s'est montré également composé de nerfs plus volumineux que dans l'état naturel.

II.

ÉTAT NOIR ET DENSE DU SANG.

Lorsque, chez les cholériques, les sensations douloureuses de l'épigastre ont duré un certain temps, le sang conserve sa couleur noire, *alors même que les déjections ne sont pas encore survenues*. Cependant, il semble que rien ne soit changé dans l'acte respiratoire. Car, non-seulement les mouvements se font avec une liberté parfaite, mais encore la colonne d'air aspiré qui ressort des poumons paraît être dans les conditions physiologiques ordinaires.

Les recherches pathologico-chimiques ont démontré que le sang des

3

cholériques, surtout dans la période cyanique, est surchargé de carbone; mais le sang conserve son caractère veineux avant que la respiration aît souffert; si cette couleur provient uniquement du carbone surabondant, n'est-on pas fondé à se demander s'il n'y aurait pas plusieurs voies de décarbonisation du sang?

Dès l'instant que les déjections commencent, le sang acquiert une densité remarquable. Tiré de la veine, il se prend en masse, ou bien il s'en sépare infiniment peu de serum. La suppression ou le décroissement de ce véhicule est dans une proportion assez exacte avec l'abondance des déjections : plus elles ont duré longtemps, moins il y a de serum dans le sang, et plus il est difficile d'en retirer une quantité notable d'une veine. Dans les cas les plus graves, le sang ne coule que goutte à goutte, à force de frictions, et en pétrissant en quelque sorte le membre; aussitôt qu'il a été tiré, il se coagule en masse et se dessèche, sans montrer la moindre trace de serum. Pendant qu'il est encore liquide, il altère les couleurs végétales de manière à se montrer acide. Jamais, lorsqu'on est parvenu à en retirer des quantités notables, il ne présente à sa surface la condensation de la fibrine blanche connue sous le nom de *couenne pleurétique*, à moins de complication inflammatoire, manifeste et grave. A cette remarque, il faut ajouter celle que les concrétions fibrineuses sont rares dans les cadavres, même dans les cavités du cœur; et que, lorsqu'il s'en présente, on les trouve toujours confondues par leurs extrémités ou par leur périphérie avec le *crassamentum noir* ou partie coagulable du sang. Donc, ces concrétions sont toutes formées par la condensation de la fibrine rouge et le sang ne contient plus de fibrine blanche (Delpech et Coste).

III.

MATIÈRES DES SECRÉTIONS SÉREUSES DU CANAL DIGESTIF.

Les déjections propres au choléra consistent dans un liquide séreux, à peine trouble; quelquefois un peu transparent et légèrement coloré de blanc jaunâtre; il est mêlé de flocons distincts plus opaques que le liquide dans lequel ils nagent, de forme oblongue et ressemblant à des grains d'orge ou de riz cuits. Dans quelques cas, au lieu de masses floconneuses distinctes, on voit se précipiter au fond du vase une certaine quantité de mucosité filante, dense, ressemblant aux glaires des urines, mais ne s'attachant pas aux parois, quoique elle paraisse immiscible au liquide qui la contient.

Ces flocons sont reconnaissables pour la matière des secrétions opérées par les follicules mucipares de l'intestin : le reste est le produit d'une secrétion dont il reste à trouver la source.

L'analyse chimique y a fait constater de l'eau, de la gélatine, de l'albumine, de la fibrine, et tous les sels à base de soude que l'on sait être habituellement dans le sang. Une remarque plus démonstrative encore consiste dans ce que les sels que l'on trouve dans le liquide cholérique y sont dans la proportion de ceux qui manquent au crassamentum du sang noir. On peut donc donner comme démontré, que le liquide cholérique est le serum du sang séparé du crassamentum et rejeté au dehors avec une extrême rapidité et presque sans altération. Il faut rappeler ici que la densité du sang augmente comme l'intensité de sa couleur, à mesure que les déjections se multiplient (O'Shanghessy).

Comment expliquer l'origine de sécrétions si abondantes? Il semblerait que la membrane muqueuse dût la fournir par exhalation, et en considérant ce qui se passe dans le coryza, par exemple, on trouverait quelque analogie pour soutenir cette hypothèse; mais l'exhalation séreuse de la muqueuse des fosses nasales et la sécrétion des follicules plus ou moins altérés, a pour cause ici une inflammation non douteuse, tandis que la muqueuse de l'estomac et des intestins n'est pas toujours phlogosée, ni même sensiblement altérée à la suite du choléra.

Les exemples dans lesquels aucune lésion de l'estomac n'a pu être constatée forcent bien de reconnaître que l'inflammation de la membrane muqueuse n'est point une condition essentielle du choléra. Qui sait alors si le pancréas ne remplirait pas cette fonction? Quelques physiologistes n'ont-ils pas signalé l'analogie qui existe entre la salive, le suc pancréatique et les déjections cholériques?

Quoi qu'il en soit, il importe de constater :

1° Que le serum du sang est soustrait rapidement pour fournir aux déjections ;

2° Que l'absorption épuise aussitôt toutes les ressources de l'économie, afin de réparer immédiatement les pertes;

3° Que de là proviennent l'amaigrissement soudain, la crispation de la peau devenue excédante;

4° Enfin, que cette activité d'absorption, durant quelque temps, est la cause qui suspend les autres secrétions.

IV.

LÉSIONS DU FOIE.

Dans les cas de choléra à marche rapide et sans complications, le foie est trouvé presque vide de sang, mince, formant des rides à sa surface et d'une couleur bien moins foncée. Que s'est-il donc passé dans l'organe excréteur de la bile pour d'aussi grands changements? Un ralentissement considérable du passage du sang dans le foie.

Lorsqu'on considère le dévelopement de cette glande chez le fœtus et ses rapports intimes avec la formation du sang, on peut sans crainte rapporter au même usage l'appareil si compliqué qui le constitue. Il n'est pas probable, dit Delpech, que les forces mécaniques seules fassent cheminer le sang dans le foie, ou directement par la veine cave vers le cœur, puisque ce terme est le même pour la masse totale, et qu'il y aurait autant de facilité pour l'une que pour l'autre voie. Les nerfs nombreux qui pénètrent dans le foie, en accompagnant la veine porte, ont assurément une utilité plus étendue que la sécrétion de la bile. Bichat avait remarqué que c'était un bien grand volume d'organe pour un si petit résultat; la disproportion paraît bien plus grande encore, si l'on songe à l'étendue de la veine porte absorbant le produit entier de la digestion et le nombre de nerfs appartenant au système ganglionnaire qui lui sont destinés; enfin, ce même système a en outre un appareil vasculaire particulier.

On ne peut en douter : le sang de la veine porte arrive au foie et le traverse dans un but très-important; la formation du sang, l'assimilation, au premier degré, des produits de l'alimentation. L'action de nerfs y était nécessaire; elle doit s'exercer surtout dans les capillaires, lieu où la division fait au moins une des conditions nécessaires aux combinaisons. Si c'est dans ce lieu que s'exerce l'action des nerfs du plexus solaire, c'est en y produisant du mouvement, et de là une véritable attraction dans le reste de la veine porte, qui fait cheminer le sang vers les lieux où sa présence est devenue nécessaire, par la plus simple application des lois du vide.

Mais si ces nerfs sont malades, si l'impossibilité de leurs fonctions en résulte, le sang cessera d'être appelé vers les extrémités de la veine-porte; alors l'application des mêmes lois aux cavités du cœur, précipite ce liquide vers la veine-cave inférieure et le cœur. Telle est sans doute la raison principale et peut-être la seule pour laquelle, du moins le plus souvent, on trouve le foie affaissé et réellement vide dans le choléra. Cependant l'explication de l'influence du foie sur le sang manque; ce fluide est déjà mal constitué, surchargé de principes qui auraient dû en être séparés et qui le rendent dangereux lui-même, et au moins incapable de suffire aux besoins de l'organisme.

OBSERVATIONS DIVERSES

Faites à MONTBREHAIN

PENDANT L'ÉPIDÉMIE CHOLÉRIQUE DE 1854.

I.

Observation faite sur le nommé Norbert Devillers, décédé le 4 août 1854. — Le cadavre de Norbert, qui est mort dans la deuxième période dite cyanose, avait perdu rapidement sa chaleur. Sa langue était de couleur *cendre verte*, même plusieurs heures avant qu'il succombât.

La teinte cyanosée de la face et des membres était conservée; l'humeur aqueuse de l'œil résorbée, le corps considérablement amaigri; les muscles mous, peu consistants, violacés, presque noirs, et cette coloration qui existait au milieu de la couronne des dents, devait très-probablement se retrouver dans la plupart des os spongieux.

Certes que la phlegmasie ne pouvait être la cause de ces colorations, mais qu'elles doivent être rapportées uniquement à la stase du sang dans les vaisseaux. Nous avons remarqué dans l'arrière-bouche une éruption de petits corps durs, opaques, de la grosseur d'un grain de chênevis, et c'est sans doute une éruption de ce genre que Czermak et Hirtz disent avoir rencontrée dans toute l'étendue des voies digestives, depuis l'œsophage jusqu'au rectum. Pour nous, nous pensons que ces corpuscules pourraient bien constituer une éruption spéciale au choléra, car nous ne les considérons nullement comme des papilles intestinales tuméfiées; néanmoins, nous nous garderions bien de faire de cette éruption le caractère anatomique de la maladie, et de donner, à l'exemple de MM. Serres et Nonat, ces deux maîtres de notre art, le nom de *choléra psorentérique* aux cas de choléra qui présentent cette éruption.

II.

Plusieurs auteurs parlent d'éruptions de rougeole, de scarlatine, de roséole, d'urticaire, enfin de parotides, qui auraient été observées dans la période de réaction du choléra. Nous avons essayé de vérifier ce fait, mais nous devons dire que, sur soixante-dix cas de choléra que nous avons soumis à cet effet aux plus minutieuses investigations, il nous a été impossible de constater aucune espèce d'éruption ni de parotides. Nous pouvons donc conclure de là que ces éruptious, et même les parotides, dans les périodes de réaction, sont assez rares.

III.

Nous avons des exemples de cholérines qui sont devenues mortelles par épuisement. Nous notons ce fait avec d'autant plus de soin, que M. Magendie l'avait déjà signalé, bien que quelques médecins n'avaient pu le constater.

IV.

Quelques auteurs, entre autres MM. Gérardin et Gaimard, ont signalé que la température de la peau des cholériques était descendue jusqu'à 14° Réaumur; nous avons répété cette expérience, et un thermomètre que nous avons placé sous l'aisselle d'un nommé Jules-Edmond Demer est descendu à 10° 6/10; chez un autre il a marqué 12; chez un troisième 13°6/10. Nous sommes persuadé que ce n'est pas là le terme du refroidissement de la peau, car, dans un cas de choléra foudroyant (1), dont fut atteint le nommé Beuval, boucher, le dimanche 13 août 1854, nous avons pu apprécier que le thermomètre serait descendu à 5°, même à 4°.

Nous devons dire cependant que, malgré cet abaissement considérable de la température de la peau, plusieurs malades se plaignaient de la chaleur qu'ils disaient éprouver.

(1) Nous appelons choléra fondroyant celui qui débute brusquement par les symptômes les plus graves qui caractérisent l'état algide.

V.

On a cherché à établir en principe que les accidents étaient plus graves au début de l'épidémie que vers son déclin : ce fait a été complétement démenti dans l'épidémie de Montbrehain, où le contraire semble plutôt avoir eu lieu.

IV.

Le docteur Sandras, dans sa relation du *choléra épidémique d'Allemagne, de Pologne, etc.*, dit que quelques malades éprouvent une douleur plus ou moins vive au cœur. Deux cas de choléra, celui d'une femme et celui d'un vieillard, nous ont fourni la preuve de l'assertion de Sandras.

VII.

Le même auteur dit encore que, lorsque les malades jettent des cris dans le choléra, ceux-ci sont lamentables et perçants : nous avons été à même de le constater chez les nommés Jules Dohen, Léon Trocmé et quelques autres.

VIII.

Plusieurs malades se plaignaient souvent à nous de douleurs pongitives dans les régions thoraciques et particulièrement dans les attaches du muscle diaphragme.

IX.

On a dit que les narines des cholériques étaient revêtues d'une couche pulvérulente et, qu'au lieu de s'entrouvrir pour donner passage à l'air, elles étaient souvent closes et semblaient s'opposer à son introduction. Nous n'avons constaté nulle part ce phénomène; au contraire, quelques flacons d'odeur que nous présentions aux cholériques étaient perçus comme à l'ordinaire.

X.

M. Bégin dit avoir vu plusieurs fois, chez les cholériques, la teinte ictérique succéder à la cyanose : nous avons constaté pleinement ce fait chez la veuve Clouet; elle conserva cette teinte ictérique plus de six jours avant sa mort.

XI.

La forme de choléra sec, dans lequel les malades n'éprouvent que des crampes et de la cyanose, et dont parlent MM. Cauvières, Rey et Rousset (1), doit être extrêmement rare, puisque nous n'en avons point trouvé un seul exemple à Montbrehain ni dans les nombreux cas que nous avons vus dans les hôpitaux depuis plus d'une année.

XII.

Il est vrai que tout le corps diminue de volume dans le choléra, puisque les bagues que les cholériques portent aux doigts s'en échappent après vingt-quatre à trente heures de souffrances.

XIII.

On a dit que la putréfaction n'arrivait chez les cholériques que quatre à cinq jours après la mort; nous en avons vu cependant un grand nombre qu'on n'aurait pu garder chez soi sans danger six à huit heures après leur mort.

XIV.

Le docteur Fabre a écrit que, plusieurs fois, la mort avait été précédée de selles sanguinolentes : nous avons constaté un fois ce résultat.

XV.

Il est très-vrai que la grossesse, l'état de nourrice ne préservent pas du choléra; nous en avons eu plusieurs exemples : une jeune dame, prise d'une attaque de choléra, avorta.

(1) Membres de la Commission envoyée de Marseille à Paris en 1832.

IV.

ÉTIOLOGIE.

CAUSE PROCHAINE DU CHOLÉRA.

D'après l'exposition des lésions anatomiques, on peut être porté à croire que la cause prochaine du choléra est un état morbide, inflammatoire de l'appareil nerveux ganglionaire.

La nature des symptômes semble indiquer manifestement la perturbation la plus soudaine et la plus grave des fonctions auxquelles prend part cet appareil.

Mais est-ce bien une inflammation que l'on rencontre dans les ganglions et dans les plexus ? Nous ne pouvons invoquer ici que les lumières acquises jusqu'a ce jour en anatomie pathologique : L'injection des vaisseaux capillaires; l'apparition de vaisseaux blancs qui ne reçoivent pas le sang rouge ordinairement; les ecchymoses au bout des penicilles des capillaires injectés: l'infiltration séreuse, sanguinolente ou pseudo-membraneuse; l'augmentation de volume et la diminution de densité, sont les témoignages que l'on cite de l'état inflammatoire dans les organes après la mort.

CAUSE ÉLOIGNÉE.

Lorsqu'on voit une affection dont les symptômes et la marche prennent une idendité remarquable dans des lieux nombreux et bien différents par leur position, leurs conditions géologiques, leur climat; lorsqu'on la voit se développer, s'accroître, quelles que soient les latitudes et les saisons, il est difficile de ne pas conclure que sa cause éloignée est spécifique et de nature à s'exercer sur l'ensemble de la constitution. Mais où peut résider une pareille cause?

C'est là le point le plus délicat de l'étiologie du choléra, et les recherches entreprises jusqu'à ce jour ne nous permettent pas de résoudre cette importante question.

CAUSE OCCASIONNELLE.

On a cité, comme favorisant l'invasion du choléra, l'usage d'aliments indigestes de tout genre, de boissons glacées quand le corps est échauffé, l'encombrement, les habitations malsaines; nous ajouterons la peur, dont les effets moraux sont funestes, les fatigues physiques, le manque de soin pour les petites indispositions, le défaut de soin pendant les convalescences.

CAUSE ESSENTIELLE.

Les opinions les plus diverses ont été émises sur la nature du choléra, sur le siége organique de cette maladie et sur sa cause essentielle. Avant et depuis Gallien, il a été considéré comme une sorte d'empoisonnement résultant d'une modification survenue dans les qualités de la bile. Willis, le premier, a placé le choléra sous la dépendance d'une altération du fluide nerveux; Cullen le range parmi les névroses; Pinel, Broussais, Roche, etc., le regardent comme une phlegmasie de la muqueuse digestive. Beaucoup de médecins de notre époque veulent que cette affection soit une névralgie gastro-intestinale, compliquée d'un flux actif à la surface de la membrane muqueuse. M. Rochoux attribue les symptômes du choléra à une altération primitive du sang, produite par un agent délétère qui paraît agir sur les nerfs de la respiration et de la circulation et sur la muqueuse digestive (1).

Voici la définition que nous donnons de cette affection :

Le choléra est une maladie épidémique, affectant soudainement le grand sympathique, dont l'irritation nerveuse détermine des

(1) Suivant les uns, le choléra serait le résultat d'une altération primitive de l'air; suivant d'autres, l'effet de la présence d'animalcules vénéneux répandus dans l'atmosphère. — Une opinion toute récente voudrait que la maladie fût due à une influence électrique ou magnétique, à la présence de l'ozône atmosphérique.

crampes, produit la perversion des secrétions gastro-intestinales, la lenteur de la circulation, le froid glacial, et par suite l'épaissis-sissement du sang, la stase de ce liquide dans les capillaires, et, comme conséquence, la cyanose et souvent la mort par asphyxie.

Justifions chacun des termes de cette définition.

1° *Le choléra est une maladie épidémique.*

La propriété épidémique du choléra est un fait avéré, hors de toute contestation. Lorsqu'il atteint une localité, un pays, une contrée, il frappe sur un grand nombre d'individus à la fois : sa cause est accidentelle, fortuite, passagère, inconnue; sa durée capricieuee, incertaine. La plupart des maladies épidémiques sont particuliéres aux climats situés entre les tropiques et les pôles : le choléra sévit partout; les limites seules du globe sont le terme de ses ravages.

2° *Le choléra affecte soudainement le grand sympathique.*

Il nous semble impossible d'expliquer autrement l'altération des secrétions gastro-intestinales, les crampes, le froid, les divers troubles de la respiration et de la circulation, enfin la cyanose et la mort rapide, que par une irritation nerveuse soudaine du grand sympathique. Les lésions anatomiques parlent aussi en faveur de cette opinion. Comment, en outre, expliquer chez les cholériques l'état intact de l'intelligence sans admettre l'irritation du nerf coordonnateur des fonctions de la vie animale ? N'est-ce point parce que le système cérébro-spinal proprement dit est primitivement dans l'état normal, que les sensations extérieures restent parfaites, malgré la terrible dépression des forces végétatives? En vain nous objectera-t-on qu'on a observé des altérations pathologiques de la moelle rachidienne ; nous croyons fermement que ces altérations résultent d'une affection secondaire qui s'y est développée. Par suite de ces relations directes avec le grand sympathique, au moyen des filets d'union qui se détachent du tronc des nerfs rachidiens.

3° *L'irritation nerveuse du grand sympathique produit la lenteur de la circulation, le froid glacial, et, par suite, l'epaississement du sang, la stase de ce liquide dans les capillaires, et, comme conséquence, la cyanose et souvent la mort.*

La *lenteur de la circulation,* si facile à constater par la lenteur et l'irrégularité des battements du cœur, ne peut être produite si rapidement que par suite de la lésion du grand sympathique ; la *soustraction du serum du sang*, principal élément des déjections cholériques, détermine mécaniquement l'épaississement du fluide nourricier. Ces deux seules causes produisent la stase du sang dans les vaisseaux capillaires, et, partant, la coloration bleue de la peau, dite cyanose. Celle-ci se manifeste dans tous les endroits éloignés de l'action impulsive du cœur et dans lesquels la circulation capillaire est très-développée, tels qu'aux extrémités d'abord, puis autour des yeux, des lèvres, etc.

Quant au *froid cholérique*, on peut seul le comparer au premier stade des fièvres intermittentes pernicieuses, dites *algides* (période de froid.) Toujours, en effet, le malade éprouve à l'intérieur une chaleur brûlante, alors que la surface du corps présente un froid cadavérique. Or, la cause que j'assigne au froid cholérique est précisément celle que beaucoup de physiologistes donnent aux fièvres intermittentes, qu'ils regardent comme des *névroses du système ganglionnaire*. Donc, quand cette lésion soudaine du grand sympathique se prolonge, lorsque la nature ou l'art ne peut en triompher, la mort doit survenir par suite de la suspension et de la dépression des forces vitales organiques.

V.

LE CHOLÉRA EST-IL CONTAGIEUX?

Pour nous, qui nous sommes trouvé face à face avec ce redoutable fléau, nous croyons devoir déclarer que rien n'est moins prouvé que cette prétendue contagion. Nous avons vu un assez grand nombre de personnes aller mourir dans les localités où ne régnait pas le choléra, de même qu'un grand nombre de cholériques, transportés dans des pays exempts de l'épidémie, sans que leur séjour ait déterminé un seul cas de choléra. Nous repoussons donc toute idée de transmission directe, bien que nous sachions qu'il peut se créer des foyers d'infection qui rendent les habitations fort dangereuses. Pour donner plus d'autorité à nos paroles, nous allons citer quelques passages d'un *Mémoire sur la propriété épidémique du choléra*, lu à l'Académie impériale de médecine par l'un de ses membres les plus capables et les plus dévoués, M. le docteur Jolly :

Quelle que soit l'acception du choléra pour certains lieux et pour certaines personnes, il reste un grand fait à signaler tout à la fois à la science de l'hygiène et à l'administration sanitaire, c'est que, jusqu'à ce jour, la propriété épidémique du choléra n'a eu besoin, pour s'exercer comme pour se propager, ni des personnes, ni des objets intermédiaires; partout elle a pu suffire à elle seule pour se transmettre d'un lieu dans un autre, pour atteindre des habitations parfaitement isolées, pour franchir des lieux séparés par des déserts, pour fondre sur des navires en mer, pour s'abattre sur des populations insulaires. Et partout l'expérience n'a fait que justifier un pareil fait.

Dans plusieurs contrées de l'Inde, en Egypte, et notamment à Alexandrie, où l'on croit un instant à la contagion, un grand nombre de familles se soumettent à toutes les rigueurs de la quarantaine et n'en subissent pas moins les funestes atteintes du choléra. Il en est de même en Pologne, en Silésie, en Hongrie, où l'épidémie atteint dans leur fuite et dans leur retraite isolée les grands seigneurs, les hauts personnages de ces contrées. On avait fait plus en Russie. A Moscou, par exemple, les précautions les plus sévères sont prises contre la contagion. Des quarantaines rigoureuses sont établies entre chaque localité, entre chaque quartier. La population, divisée en 47 quartiers, est séparée par des barrières infranchissables, et ces barrières elles-mêmes sont gardées par des corps-de-garde parfaitement isolés. Toutes les maisons signalées comme suspectes sont rigoureusement séquestrées, et le choléra n'en franchit pas moins tous les lieux intermédiaires, sans le secours de personne, sans s'inquiéter des mesures et des obstacles qu'on lui oppose.

De telles épreuves devraient déjà paraître quelque peu concluantes, car elles sont assez positives pour donner la mesure de la puissance libre et spontanée de l'épidémie cholérique, pour nous prouver jusqu'à l'évidence qu'elle sait parfaitement s'affranchir de toute intervention quelconque, pour poursuivre et accomplir par elle seule ses plans de migration et d'invasion, enfin qu'elle ne tient que d'elle-même.

Que si l'on nous demande maintenant des contre-épreuves, des faits négatifs ou témoignant de l'impuissance des individus malades à transmettre le choléra, elles ne nous manqueront pas. Et, pour cette fois, nous n'irons les chercher ni dans les déserts de l'Égypte, ni dans les régions lointaines que l'épidémie a visitées; car nous les trouvons en surabondance, et, pour ainsi dire, toutes vivantes autour de nous.

Il n'y a eu en France de cordon sanitaire nulle part, et le choléra a toujours été aussi libre que l'air, et toujours il a pu trouver, dans le mouvement continuel des populations, dans l'intermédiaire des personnes et des objets en circulation, tout ce qui pouvait assurer son importation ou sa transmission, s'il avait pu avoir besoin d'un tel auxiliaire. Eh bien! qu'est-il arrivé? Sur 86 départements, 38 ont été préservés en 1832, et 34 en 1849. Sur les 40,000 communes que représente la population de la France, 1,800 environ ont été atteintes. Et comment ont-elles été atteintes? Le plus ordinairement par enjambées, comme on l'a dit, sans aucune trace ni indice de migration individuelle, sans rapports de communication ou de filiation quelconque. Loin de là, les lignes de migration s'interrompent partout; il y a partout des localités préservées, restées invulnérables à côté d'autres impitoyablement frappées, quelles que soient, d'ailleurs, les relations incessantes établies entre elles; il y a eu sous nos yeux mêmes des centaines de communes, des milliers d'habitations qui nous ont donné autant d'exemples frappants d'un pareil fait. Versailles est cerné de tous côtés par l'épidémie qui ravage ses environs, et Versailles n'a pas un seul malade. La ville est encombrée d'émigrants qui viennent de Paris et d'autres lieux affectés, chercher un refuge contre le choléra; quelques cas rares s'observent exclusivement chez les émigrants, et notamment chez ceux qui font le voyage de Paris à Versailles pendant la nuit; mais la population entière de Versailles demeure réfractaire aux coups du fléau.

A quelques lieux de là, le même fait nous est garanti par un témoin irrécusable, par notre honorable confrère, M. Godard, alors médecin en chef de l'hôpital de Pontoise. L'épidémie sévit dans toute sa violence sur plusieurs communes qui environnent Pontoise, et Pontoise n'a pas un seul malade. Cependant, 28 cholériques sont apportés des lieux circonvoisins dans l'hôpital, où ils se trouvent tous confondus avec les autres malades des salles. Sur les 28 cholériques, 13 succombent en peu de jours, et pas un seul malade de l'hôpital, pas un seul habitant de la ville n'est atteint de la maladie. Les 28 cholériques ne suffisent pas, en l'absence de l'épidémie, pour y faire naître un seul cas du choléra.

Près de là, le village de Montigny n'a pas un seul cholérique, et les villages de la Fresle et d'Herbley, qui n'en sont eloignés que de deux kilomètres, sont impitoyablement maltraités aux deux époques de l'épidémie. Et un peu plus loin, sans quitter le champ de notre observation personnelle dans la Marne, que voyons-nous encore? Sezanne perd en quelques semaines le seizième de sa population ; tandis qu'Esternay, qui se trouve sur la même ligne de migration, et à très-peu de distance, n'a pas un seul malade. Près de là encore, le petit village de Mont-Vinot voit tomber, en peu de jours, plus d'un tiers de sa population, tandis que la commune de La Chapelle, qui lui est presque contiguë, ne compte pas un seul cholérique. Châlons et Vitry subissent, pendant plusieurs mois, les coups souvent redoublés du choléra ; la Chaussée, village qui relie entre elle ces deux villes, qui reçoit pour ainsi dire, le contact de leur population par des communications incessantes, la Chaussée n'a pas un seul cas de choléra. Mandres, ce malheureux village de la Haute-Marne, qui a vu près de moitié de sa population disparaître en peu de jours sous les coups impitoyables du fléau, n'est qu'à plusieurs kilomètres de Chaumont, que l'épidémie, toutefois, ne peut atteindre. Le reste des habitants de Mandres afflue à Chaumont pour y chercher un refuge de salut, et pas un seul cas de choléra ne se manifeste dans cette ville.

Et que dire encore de ce fait observé sous les yeux mêmes de notre honorable collègue, M. Mélier? Montereau, on le sait, était cruellement ravagé par l'épidémie, et chaque jour, chaque heure, voyait s'accroître d'une manière effrayante le nombre des malades et des décès. En présence d'un spectacle qui a jeté la consternation dans la ville, notre ami ne voit plus le moyen d'arrêter la fureur du fléau qu'en lui enlevant ses victimes, qu'en lui arrachant sa pâture, pour la disséminer dans un lieu voisin jusqu'alors exempt de l'épidémie, où la population reste encore invulnérable au contact de cette colonie improvisée de cholérique.

Rappellerais-je ici tant d'autres faits qui sont venus également attester devant nous cette impuissance du choléra à se transmettre par la seule voie individuelle? Et par exemple, ces 15 cholériques de la garnison de Saint-Denis, qui, au rapport de notre collègue M. Emery, transférés au dépôt de cette ville, confondus et mis en contact immédiat avec tous les détenus du dépôt, n'y laissent aucune trace de la maladie? Ces 350 malades de la garnison d'Arras, dont a parlé M. Bonnafont, qui, évacués avec toute leur literie, d'une caserne que ravageait l'épidémie, dans une autre caserne de la ville, n'altèrent en rien son état sanitaire? Tous les cholériques du Louqsor, que signalait dernièrement notre honorable collègue M. Gérardin, comme ayant été déposés à Smyrne et disséminés tout aussi innocemment dans la ville? Toutes les indigentes de la Salpêtrière, transférées au plus fort de l'épidémie, ne peuvent donner lieu nulle part à un seul cas de choléra?

Que si l'on voulait un fait plus saisissant encore, s'il n'est plus concluant, notre honorable collègue, M. Bricheteau, pourrait dire qu'en 1832, non-seulement l'hôpital Necker fut complètement affranchi de toute influence épidémique du choléra, quoique placé au centre de ses plus cruels ravages, mais que plus de 600 cholériques reçus du dehors, de Vaugirard et des environs, ne purent y faire naître un seul cas de choléra, ni dans les salles de malades, ni parmi les employés de l'administration, ni dans le service de santé.

Que fallait-il donc encore pour cela? une seule chose qui manquait : l'élément épidémique, sans lequel le choléra ne peut se produire, ni vivre, ni se propager; sans lequel nous l'avons vu partout mourir de lui-même, sans pouvoir se transmettre, élément d'ailleurs si vague, si mobile, qu'il ne se contente pas d'obéir au gré des vents, qu'il se meut comme l'éclair, qu'il s'abat comme la foudre; élément si fugace, si diffusible, qu'il se divise partout en foyers multiples, épars, isolés, plus ou moins circonscrits et disseminés; et de là, sans doute, la rareté, la bénignité de ses effets dans certains lieux, où ils n'apparaissent qu'à l'état dit de cholérine, cette activité meurtrière qu'ils acquièrent dans d'autres lieux où ils frappent simultanément toute une contrée, où ils déciment la population d'un même lieu, où ils foudroient du même coup des familles entières, et cela à côté d'autres habitations, qui, bien que contiguës et restées dans des rapports continuels de communications et de contacts individuels, n'en demeurent pas moins affranchies de toute atteinte cholérique.

Telles sont les paroles d'un homme que son talent et son titre placent au premier rang dans le corps médical. Ajouterai-je qu'elles sont l'expression de la vérité ? Les faits qu'il a cités ne peuvent laisser aucun doute dans notre esprit. — Dans un mémoire présenté à l'Académie des sciences, le 4 décembre 1854, par le docteur Ancelon, de Dieuze, ce savant confrère, s'appuyant sur des observations qui lui sont propres et sur des faits généraux admis par tous les praticiens qui ont étudié la marche et les symptômes du choléra, conclut :

1° *Que le choléra n'est pas ordinairement contagieux pendant la vie des cholériques;*

2° *Que la contagion n'est redoutable que près des cadavres de cholériques, dont la présence sur un point donné constitue un foyer épidémique.*

Nous partageons entièrement l'opinion de notre savant confrère, et c'est aussi, guidé par quelques faits qui nous sont particuliers, qu'au mois d'août 1854 nous avons fait adopter, par le conseil municipal de Montbrehain, la proposition de la construction d'une Maison mortuaire pour placer les cadavres de cholériques immédiatement après la mort.

VI.

TRAITEMENT DU CHOLÉRA.

Il n'est peut-être pas un seul agent de la matière médicale qui n'ait été essayé dans le traitement du choléra épidémique, *depuis le phosphore*, dit Gendrin (1), *jusqu'au sang de bouc ;* mais alors on ne réfléchissait pas à la nature de la maladie.

Toutefois, on est frappé de cette circonstance que tous les médecins ont compris qu'il fallait avoir recours à une médication stimulante énergique contre les dépressions produites par les accidents cholériformes. Tous ont cherché à se rendre maître de la perversion de la sécrétion gastro-intestinale, car tous ont vu que c'était là le point de départ des plus graves accidents du choléra (2).

Pour nous, qui considérons le choléra comme une affection essentielle du grand sympathique, nous avons regardé comme indications précises :

1° *De relever et stimuler les forces dont peut encore disposer l'organisme ;*

2° *De faire cesser les troubles fonctionnels en calmant les troubles nerveux qui les produisent ;*

3° *D'employer des agents pharmaceutiques dont l'action soit essentiellement transitoire, afin que leurs effets physiologiques ne viennent point aggraver la période inflammatoire ou de réaction.*

L'éther à haute dose, cet excitant diffusible énergique, et qui réunit

(1) Leçon clinique de décembre 1854.

(2) Parmi les moyens ou les méthodes absolus mis en usage pour combattre le choléra, nous citerons : le traitement par l'eau chaude (12 à 15 verres à boire en 2 heures); celui par l'eau froide (affusion) ; la transfusion du sang (Dieffenbach) ; l'injection dans les veines d'infusions salines, de gaz hilirant ou protoxyde d'azote ; les inspirations de chlore, d'oxigène ; les frictions mercurielles, la galvanopuncture ; l'administration de l'huile de cajeput, de la vératrine, de la magnésie ; l'emploi des excitants aromatiques et sudorifiques ; l'application d'armateres métalliques, etc.

les propriétés *antispasmodiques* à celles des *excitants*, nous a paru très-propre à combattre les *troubles primitifs* de l'innervation dans le choléra, et la pratique a justifié nos prévisions. Aussi avons-nous pu constater pleinement la justesse de cette proposition émise par le professeur Trousseau : *Plus les maladies spasmodiques sont impétueuses et soudaines dans leur apparition, plus l'éther a de prises sur elles.*

Voici comment nous avons établi le traitement du choléra pendant notre mission officielle de 1854 :

1° Moyens hygiéniques;

2° Moyens thérapeutiques.

MOYENS HYGIENIQUES.

En prescrivant ces moyens, nous savions parfaitement qu'il nous était impossible d'atteindre la cause essentielle du choléra; néanmoins, il est des moyens que l'expérience a signalés comme pouvant intervenir avec quelque succès contre certaines conditions locales ou individuelles.

C'est ainsi que nous avons recommandé la plus grande propreté dans les logements, le renouvellement constant de l'air, de grands feux dans les habitations, un régime diététique selon les âges, les habitudes, le tempérament, etc. Voir la *Prophylaxie*, page 43.

MOYENS PHARMACEUTIQUES.

Choléra moyen (cholérine).

Air pur, souvent renouvelé, diète absolue, eau de riz avec sirop de coing; lavements amylacés, laudanisés; tilleul, camomille; sinaspismes, pédiluves sinapisés, etc.

Choléra grave (choléra confirmé).

I.

Nous cherchions à ramener la chaleur, la circulation, et à provoquer la réaction par les moyens suivants :

1° Malade placé dans un lit chaud, enveloppé dans des couvertures de laine; frictions stimulante sur les membres, l'épigastre, le rachis; frictions rubéfiantes; éther laudanisé à haute dose (1); infusions de tilleul, de fleurs d'oranger, de menthe, de camomille, etc.

2° *Nous combattions la cyanose par :* Sirop de groseille, de limon, d'éther, potions à l'acétate d'ammoniaque;

2° *Nous calmions les douleurs abdominales et nous modérions les selles par :* Cataplasmes émollients, laudanisés; demi-lavements amylacés, opiacés, astringents;

4° *Nous modérions les vomissements par :* Limonade, eau de Seltz, sous-azotate de Bismuth, etc.;

5° *Nous apaisions les crampes par :* Frictions avec l'huile de camomille camphrée, liniment ammonical, huile de thérébentine, laudanum, etc.

II.

Période de réaction.

1° *Si elle était forte :* Antiplhogistiques, boissons émollientes, revulsifs sur la peau;

2° *Si elle était modérée :* Médecine des symptômes.

Nous combattions les différents états typhoïde, comateux, ataxique, adynamique, etc., par les moyens appropriés.

(1) Ether 6 à 8 grammes, laudanum 2 grammes, eau de tilleul, 120 grammes, sirop 40 grammes.

VII.

STATISTIQUES DU CHOLÉRA.

Quoiqu'il paraisse difficile d'établir le chiffre exact des décès cholériques, le zèle de l'autorité, aidée de recherches et de tableaux présentés par tous les médecins de la France, est parvenue a donner une approximation de ces décès, qui est équivalente à une exactitude presque rigoureuse. C'est ce qui résulte du compte-rendu de la mortalité (1848 à 1858), publié par le gouvernement. Nous allons présenter ici l'analyse des documents de ce compte-rendu, en ce qui concerne le choléra. — Nous la ferons suivre de la statistique du choléra à Montbrehain.

Le nombre des décès cholériques en France a été :

En 1832. . . . . 102,735.
En 1849. . . . . 110,110.
En 1854. . . . . 145,541.

En 1832, l'épidémie cholérique s'était manifestée en France dès le mois de janvier, en marquant son invasion par une augmentation de la mortalité, et avait atteint un premier maximum en avril, où l'on a constaté 28,125 décès de plus qu'en avril 1831. En mai 1832, les décès cholériques tombent à 21,867. Une forte recrudescence le porte à 24,500 en juin; puis il descend successivement à 17,795 en juillet, 9265 en août, enfin à 1,700 en septembre, dernier mois de l'épidémie.

En 1849, l'épidémie procède différemment. Le choléra éclate en mars et enlève ce même mois plus de 3000 personnes. Bientôt le chiffre des décès s'accroît rapidement; il s'élève à 14,774 en avril, à 15,403 en mai, à 32,227 en juin, date du premier maximum, pour fléchir à 24,113 en juillet, remonter à 29,415 en août et atteindre son plus fort maximun en septembre 35,637 décès. Il descend ensuite à 17,876 en octobre, puis à 6,646, et 6,614 en novembre et décembre.

En 1854, le choléra éclate au mois de mai pour se poursuivre sans relâche jusque dans les premiers mois de 1855.

L'épidémie atteint son apogée au mois d'août, qui compte 74,414 victimes de plus que dans le mois correspondant de 1853. A partir de septembre, l'excédant des décès tombe à 3,552 après avoir été de 54,293 en septembre, de 29,784 en octobre, et 19,665 en novembre.

Si en 1832 et en 1849 le choléra produisit une profonde impression, c'est qu'il avait sévi particulièrement dans les villes, tandis qu'en 1854, il frappa également les campagnes.

Ainsi, en 1832, le choléra n'envahit que 44 départements, en 1849, 49 départements, et en 1854, 80 départements.

Ces résultats indiquent qu'à chaque invasion nouvelle le choléra s'est montré sur un plus grand nombre de points, et que, s'il a perdu en intensité, il a gagné en étendue.

En comparant les tables mortuaires de 1853, année normale, et de 1854, on peut reconnaître quels sont les âges que le choléra frappe particulièrement.

Jusqu'à vingt ans, le nombre des décès est à peu près le même, mais à partir de cet âge, la mortalité s'élève sensiblement, surtout de vingt à cinquante ans.

En 1854, la proportion des décès cholériques a été plus considérable chez les femmes que chez les hommes, et ce fait, déjà remarqué en 1832 et 1849, s'accorde avec les observations faites sur une plus petite échelle, offrant par cela même toute garantie d'exactitude.

Voici la statistique du choléra à Montbrehain, du 12 juillet au 28 septembre 1854 :

Nombre de cholériques		293
Savoir :	Cas moyens	110
	Cas graves	183
DECÈS		102

1° Les femmes ont compté pour 1/3 en plus que les hommes dans les décès.

2° Considérés sous le rapport des professions, les décès des journaliers des tisseurs et des fileurs l'emportent sur les professions de cultivateurs, commerçants, etc.

3° Sous le rapport de l'âge, la mortalité a été plus fréquente de cinquante a soixante ans pour le sexe féminin, de un à cinq ans pour le sexe masculin.

Nous ne comptons pas dans ce nombre de cas de maladie les suettes qui ont été de 1 pour 100 sur le chiffre total des habitants. On aura une idée de la violence de l'épidémie, lorsqu'on saura que nous avions au 15 août 110 cas de choléras, dont 27 graves et 22 suettes.

Voici, du reste, dans quels degrés d'âge les décés ont été les plus fréquents :

CHEZ LES FEMMES :	CHEZ LES HOMMES :
de 50 à 60 ans,	de 1 à 5 ans,
de 60 à 70 ans,	de 50 à 60 ans,
de 20 à 30 ans,	de 60 à 70 ans,
de 40 à 50 ans,	de 30 à 40 ans,
de 30 à 40 ans,	de 40 à 50 ans,
de 1 à 5 ans,	de 10 à 20 ans,
de 70 à 80 ans,	de 70 à 80 ans,
de 10 à 20 ans.	de 20 à 30 ans.

Les endroits les plus maltraités ont été :

1° Le désert ;
2° La rue de l'abbaye ;
3° La rue Haute-Ville ;
4° La rue de Prémont ;
5° La rue du Four;
6° La Grande-Rue;
7° La rue de Lahaut;
8° La rue Chantereine.

Le village de Montbrehain ne se compose cependant que de fort belles rues, bien pavées et larges de 10 à 15 mètres, entre autres la Grande-Rue, la rue de Prémont, de Chantereine, etc.

La moyenne de la durée de la maladie, établie d'après les documents les plus certains et les plus rigoureux, a été de 58 heures.

CONCLUSIONS. — Pour une population de 2000 habitants, comme celle de Montbrehain, il est facile de voir que l'épidémie a sévi avec une affreuse intensité, et qu'elle s'est joué en quelque sorte et de toutes les prévisions, et de tous les moyens prophylactiques ou médicaux qu'on a cherché à lui opposer.

1° Les femmes ont compté pour 1/3 de plus que les hommes dans les cas de choléra et dans les décès.

Ce résultat est tout à fait opposé aux idées qu'on a sur le pronostic du choléra, relativement aux sexes, car on dit dans presque tous les ouvrages que le pronostic est plus grave chez l'homme que chez la femme. M. Gendrin l'a même prouvé par les calculs suivants. En quatre mois, 12.259 sujets de tout âge et de tout sexe ont été admis dans les hôpitaux de Paris en 1832. Il y avait sur ce nombre 6,243 hommes et 6,016 femmes; le chiffre de la mortalité, élevé à 5,954, s'est réparti de la manière qui suit :

Hommes. 3,123
Femmes. 2,831

Les premiers ont perdu 501 sur mille, et les seconds 470. M. Gendrin était donc en droit de conclure que le pronostic devait être, toutes choses égales d'ailleurs, plus grave chez l'homme que chez la femme.

2° Nous avons vu que les professions sédentaires comptaient plus de cas de choléra que les professions qui exigent des exercices de locomotion; ce fait est parfaitement d'accord avec l'expérience acquise par les médecins à cet égard;

3° Quant au tableau des degrés d'âge, relativement aux décès, il nous montre que les adultes, qui sont beaucoup plus nombreux que les vieillards, ont généralement échappé aux coups de l'épidémie;

Si, pour les hommes comme pour les femmes, l'âge de soixante-dix à quatre-vingts ans n'arrive qu'en septième ligne, il ne faut pas oublier qu'il y a peu de vieillards de cet âge, car nous devons dire que tous ceux qui ont été atteints ont succombé. Nous devons donc justifier l'opinion de M. Chaudé (journal hebdomadaire de médecine, juillet 1832), qui dit que passé soixante-seize ans tous les cas de choléra sont mortels.

Enfin, nous voyons que d'un an à cinq ans le choléra est généralement mortel chez les garçons, et non chez les filles, puisque cette période de la vie n'arrive dans notre tableau que la sixième chez le sexe féminin.

Nous sommes encore ici d'accord avec les résultats présentés par MM. Delaberge et Monneret. Ces auteurs disent : « Sur 108 enfants admis à l'hôpital de la rue de Sèvres, on a compté 62 décès; les 2/3 des garçons ont succombé, et seulement la moitié des filles. » Bien que le choléra n'attaque pas un grand nombre d'enfants, il est cependant plus grave chez eux, surtout pour les garçons, que chez les adultes.

VIII.

PROPHYLAXIE.

Pour prévenir les désastres du choléra, ou du moins en diminuer l'iintensité, nous avons proposé, en 1854, les mesures suivantes :

Au premier prélude du fléau, faire faire des visites domiciliaires dans le but d'exiger :

1° *Que toutes les maisons mal tenues soient blanchies à la chaux, et lavées chaque jour à l'eau chlorurée ;*

2° *Que la ventilation y soit largement établie, et à cet effet, que toutes les croisées qui ne s'ouvrent pas d'ordinaire soient descellées sur-le-champ.*

3° *Que les abords des habitations soient tenus proprement, c'est-à-dire débarrassés des fumiers, des eaux stagnantes, des immondices qui les environnent.*

4° *Que de grands feux soient exigés chaque jour en temps d'épidémie, même en été.*

5° *Que du bouillon, de la viande, du vin, soient délivrés chaque jour aux familles pauvres.*

6° *Qu'une ambulance et une maison mortuaire soient établies aussitôt l'apparition de l'épidémie.*

7° *Que le village soit divisé en autant de quartiers qu'il a de rues, et que chaque jour un homme, payé ou non, soit chargé de visiter indistinctement toutes les maisons, et qu'au premier symptôme de maladie, faiblesse, courbature ou diarrhée, il ordonne:*

1° *L'abstinence complète d'aliments.*

2° *Tisanne de riz.*

www.ingramcontent.com/pod-product-compliance
Lightning Source LLC
LaVergne TN
LVHW012017160826
845678LV00002B/878